I0000860

D. DEDET (de Martigny)

Communications Scientifiques

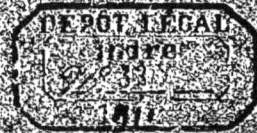

Un cas de
Pyelo-Néphrite
calculeuse

Communication faite à la Société d'Hydrologie Médicale de Paris
(Séance du 6 Février 1911)

ISSOUDUN
IMPRIMERIE H. GAIGNAULT
Rue Victor-Hugo

1911

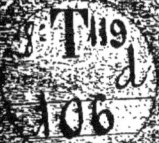

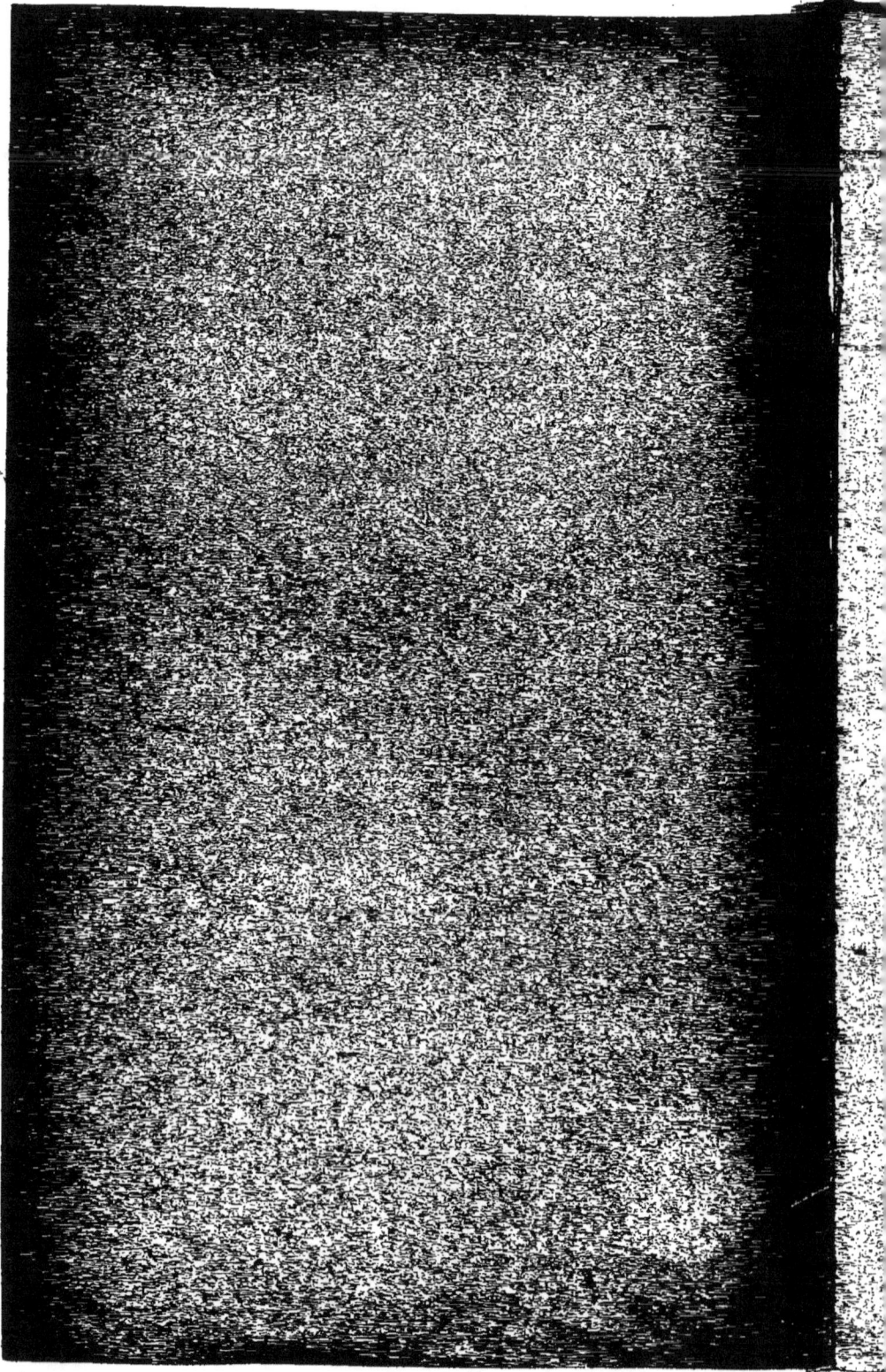

Dʳ DEDET (de Martigny)

Communications Scientifiques

Un cas de Pyélo-Néphrite calculeuse

Communication faite à la Société d'Hydrologie Médicale de Paris

(Séance du 6 Février 1911)

ISSOUDUN
IMPRIMERIE H. GAIGNAULT
15, Rue Victor-Hugo, 15

1911

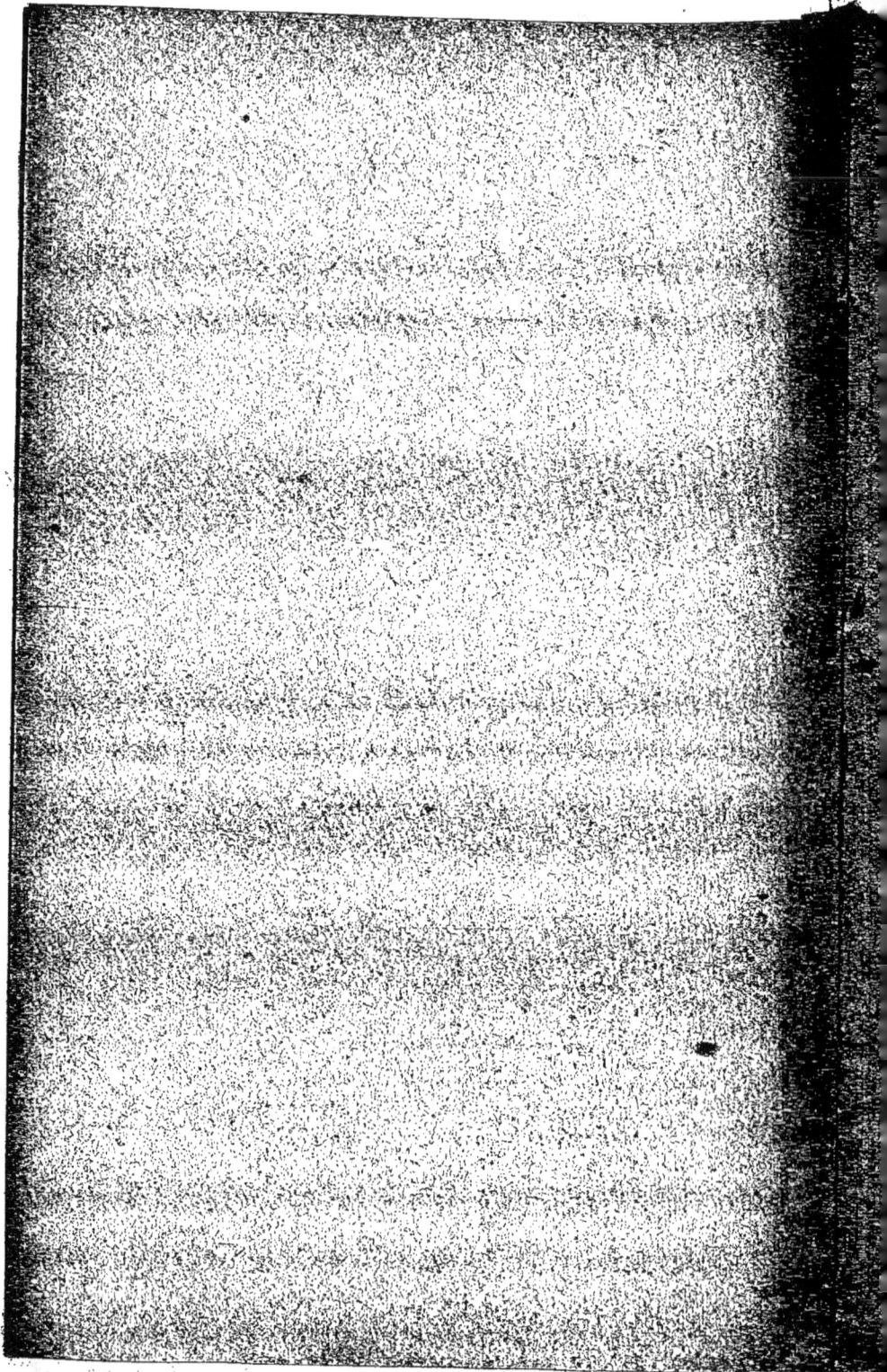

Un cas de Pyélo-Néphrite calculeuse

Par M. DEDET (de Martigny).

Je m'excuse d'abuser de votre temps pour l'exposé d'une observation ; je sais combien ces lectures sont arides, mais celle-ci me paraît comporter des données originales et intéressantes ; en outre, c'est de la clinique hydro-minérale prise sur le vif ; à ce titre, je suis assuré de votre attention.

Le fait est banal, en soi, de l'expulsion d'un calcul rénal ou vésical au cours d'une cure ; chaque année, de ce fait, s'augmente la collection des praticiens exerçant dans le bassin des eaux froides des Vosges : mais l'aspect spécial, rare, du calcul en question, sa migration du rein à l'extérieur, me semblent créer un cas à part.

Le 5 septembre 1907, je recevais de mon correspondant, le Docteur André, d'Orsay, la note suivante :

« Je vous envoie Mᵉ D..., 25 ans, qui m'a fait à la suite d'une uréthrite que je n'ai ni vue, ni soignée (février dernier) prostatite, cystite, pyélo-néphrite. Cela a duré de février 1907 à fin juin de la même année. Depuis cette époque, deux crises d'*oligurie*, avec petits accidents urémiques. Antérieurement, douleurs passagères au point de Mac-Burney, jamais d'accidents assez sérieux pour penser à de l'appendicite vraie. J'avais diagnostiqué « colique appendiculaire » et conseillé d'attendre une crise qui nous eût convaincu de la réalité de ces douleurs, quant à leur siège exact. A noter qu'il y a eu à diverses reprises un *peu de sable* dans ces soi-disant crises d'appendicite, pour juger si ce n'était pas tout simplement bassinet ou uretère qui souffraient en un de ces points dont parle BAZY. D'autre part, mon client fait de la psychopathie urinaire, c'est pour cette raison *surtout* que je vous l'adresse, persuadé que le lavage de son rein et la certitude d'être en bonnes mains, lui seront très profitables. »

J'examine le malade, c'est un jeune homme de 25 ans, délicat, mais bien constitué. Il porte une hérédité lourde au point de vue « Lithiase ». Le grand-père maternel était atteint de la pierre, la mère est calculeuse.

Le résultat de l'analyse d'arrivée est le suivant :

Taux à peu près normal d'acide urique.

Acidité faible.

Traces nettes d'albumine.

Densité : 1023.

Au microscope, quelques diplocoques, ne restant pas colorés par la méthode de GRAMM, ne présentant pas nettement la morphologie du gonocoque ; rares cellules épithéliales, rares leucocytes, un peu de pus, de très rares cristaux uriques. *Pas d'oxalates.*

Pendant la maladie, il n'y a jamais eu d'hématurie.

Le jour de son arrivée, je le soumets à la cure de lavage « eau réchauffée » au samovar de la Source lithinée, deux fois : 200 gr. à 20 minutes de distance.

J'adjoins à la cure hydrique progressive, les bains généraux de la source savonneuse (alcaline-terreuse) 36°. Durée : 20 minutes, à prendre au réveil, avant l'ingestion de l'eau, dans le but de réduire au minimum les spasmes rénaux et urétéraux.

A la fin du premier septénaire, époque ordinaire des réactions à la station, je suis appelé à l'Hôtel et constate à n'en pas douter une *crise* de colique néphrétique à *gauche*, côté resté jusqu'ici silencieux.

Je traite la crise par les moyens externes, employés d'u-

sage, sans avoir recours à la morphine, malgré le désir du
patient.

L'orage passe ; le lendemain, je reprends la cure hydrique
et la balnéation, en faisant ajouter aux doses prescrites le
matin, 2 verres de 200 gr. dans l'après-midi, à une 1/2 h.
de distance.

Avec des alternatives de mieux et de moins bien, le malade — après trois semaines de séjour, quitte Martigny très
amélioré, promettant, sur mon conseil, de revenir, l'année
suivante. Comme pour d'autres, l'amélioration fut telle qu'il
l'a crue définitive et ne tint pas son engagement de retour.

C'est la première étape de cette observation. La cure
hydro-minérale a éclairé un diagnostic délicat et incertain,
tout en amenant une détente presque complète dans les
souffrances du malade.

S'agissait-il de pseudo-colique néphrétique à droite, quand
la lésion ou la cause était à gauche ? Le cas est fréquent où
l'on souffre du côté opposé. Donc, l'hypothèse est possible.
Avions-nous affaire à un spasme urétéral secondaire chez un
névropathe gonococcique à peine guéri ?

La lithiase double existe-t-elle dans le cas particulier ?

Autant de questions à se poser, sans les résoudre — la
seule chose à noter, c'est que venu à la station pour douleurs réno-urétérales droites, sous l'influence de la cure,
éclate une crise de lithiase à gauche. Voyons la seconde étape :

De 1907 à 1910, l'état, écrit son médecin, est satisfaisant ;
le malade restant toujours impressionné par l'appréhension
de la tuberculose, syphilis ou appendicite. A de fréquentes
reprises, il a des douleurs fugaces dans les deux reins, mises
sur le compte de l'infection ancienne, pas de fièvre, pas d'é-
coulement uréthral. Pendant ces trois ans, sous la direction
et le conseil de son médecin, le malade fait à domicile de fréquentes cures par l'eau de Martigny ; lorsque le 23 mai 1910,
éclate une crise de colique néphrétique à *droite*, crise nette,
avec le cortège classique. Des piqûres à la morphine amènent
un soulagement temporaire. Le soir, nouvelle crise, nouvelle
injection. Le lendemain, troisième crise, aussi violente, et,

depuis ce moment, sans autre rémission qu'une diminution dans l'intensité douloureuse, l'affection reste à l'état subaigu.

Le 1ᵉʳ juin, le Dʳ ANDRÉ a une consultation avec le Dʳ LÉON TIXIER, qui diagnostique un calcul dans le bassinet. — Lequel ? Probablement le droit.

Depuis Martigny (1907), le malade n'a pour ainsi dire pas senti son rein gauche.

Le 15 juin, il éprouve à nouveau de violentes douleurs dans le rein droit, s'irradiant jusqu'au testicule correspondant; le lendemain, ses urines sont *rosées* — et une légère détente se produit. Le 22 et le 23, nouveaux accès du côté droit, toujours avec vomissement ; quand, le 24, apparaissent les premières douleurs du *rein gauche*, accompagnées de tout le cortège symptomatique de la colique néphrétique *vraie* « état saburral de la langue, embarras gastrique, constipation, oligurie, vomissement », auxquels s'adjoint un phénomène nouveau « *la fièvre* ». Pour la première fois, il y a ascension thermique : en voici le tracé — (25 juin au 25 juillet). (Voir figure 1). Palpé, à cette époque, le rein gauche aurait été trouvé douloureux et augmenté très légèrement de volume.

Dès le retour des crises (mai 1910), plusieurs analyses avaient été réclamées par le médecin traitant. J'en donne le résumé :

2 mai 1910. — Rares leucocytes, rares microbes (cocci et bâtonnets), pas de traces de gonocoques.

13 juin 1910. — Nombreuses hématies, urates, cellules épithéliales, mucus, leucocytes — absence de gonocoques.

19 juin 1910. — 0.3g d'albumine en 24 h.; cylindres hyalins, cellules épithéliales, leucocytes.

22 juillet 1910. — Traces indosables d'albumine, leucocytes, rares hématies, cylindres hyalins et granuleux ; en outre, présence de pus (micrococques, staphylocoques, coïncidant avec la période fébrile et une polyurie trouble. — Pas de gonocoques.

C'est avec les commémoratifs du Dʳ ANDRÉ, que j'ai pu reconstituer cette époque de la maladie, car je n'ai pas, bien entendu, vu le malade. Dans ces crises ou pseudo-crises, soit à droite, soit à gauche, aucune expulsion calculeuse, de

Graville. Maladie Pyélo-néphrite. — Nom: B*** — Juin - Juillet 1910

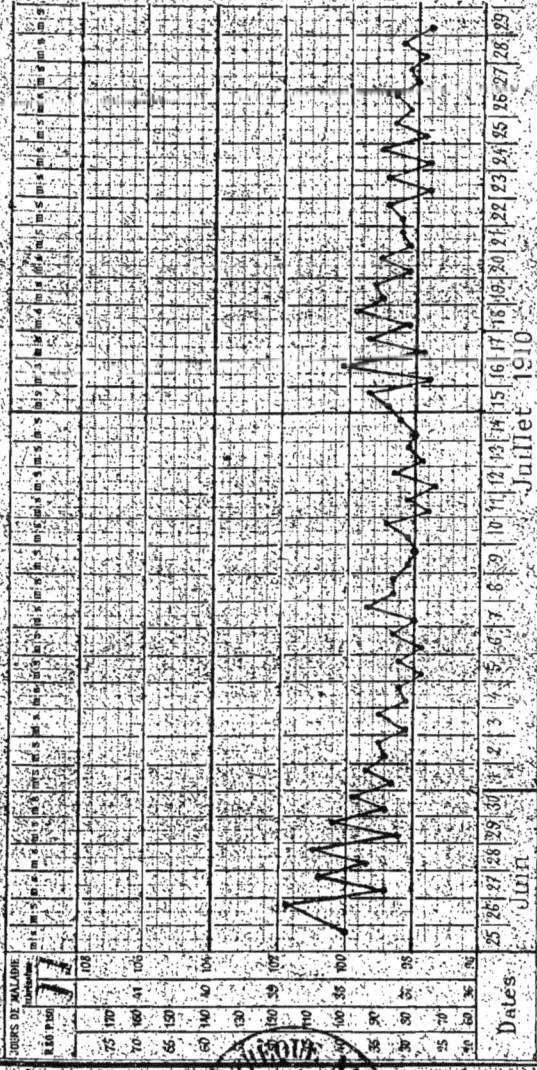

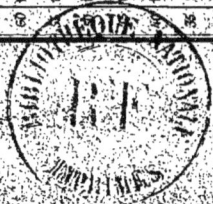

JOURS DE MALADIE			
77			

Dates: 25 26 27 28 29 30 | Juin | 1 2 3 4 5 6 7 8 9 10 11 12 13 14 15 16 17 18 19 20 21 22 23 24 25 26 27 28 29 | Juillet 1910

temps à autre, de petites décharges phosphatiques. Fait curieux à noter, en aucun cas, l'analyse n'a révélé la présence d'oxalates de chaux au microscope.

Nous pouvons donc dire, avec le médecin traitant, de mai à fin juillet 1910 : il y a eu « pyéolo-néphrite à température peu élevée », consécutive à une colique néphrétique, de durée anormale, ayant exigé jusqu'à six centigrammes de morphine en injection (*pro die*). Toutes les médications logiques et utiles ont été tentées sans résultat appréciable. En août, le malade est conduit chez le Prof. LEGUEU. — C'est une pyélo-néphrite guérie, il faut l'envoyer laver son rein, dit-il. — Où ? — A Martigny, où il a déjà séjourné, en 1907. Le malade souffre toujours.

Il m'arrive le 25 août. Il est déprimé, amaigri, sent toujours son *rein gauche*, et vit dans la constante appréhension de souffrances nouvelles. L'analyse d'arrivée décèle de rares leucocytes, des urates et phosphates amorphes, quelques cellules rénales, des bactéries banales.

Chimiquement. — Traces indosables d'albumine, 0,33 d'acide urique au litre, acidité faible, Densité : 1.011. Vol. 1.300 gr.

J'installe le traitement hydro-minéral à jeun.

Source lithinée : 3 verres de 150 gr., réchauffés au samovar, à 20 minutes de distance.

Puis, 4 de 150 g., le lendemain.

A 4 h. 1/2, le soir : Bain de la Savonneuse à 37°. Durée : 15'. Le lendemain, vu la faiblesse du patient, je remplace l'eau lithinée par l'eau de la source des Dames, plus riche en sels de fer. Je tente de substituer le bain de la Savonneuse au bain très court térébenthiné, si utile, parfois, dans la pyélo-néphrite, bain quotidien et vespéral, j'y renonce de suite devant l'intolérance individuelle. Le 30 septembre, la prescription est de 4 verres de 200 gr. de la source des Dames ; eau banale exclusive aux repas. Bain à 36°, 20' de durée, avec 250 gr. de carbonate de soude et autant d'amidon — pris avant la cure du matin. Je porte enfin les prises hydriques à cinq verres de 200 gr., le matin. 300 gr., le soir, en deux fois (dose maxima).

Le malade urine bien, va à la selle, accuse une atténuation nette de sa douleur, qui paraît se déplacer, sans changer de côté. Il signale, par contre, des brûlures au niveau du col vésical. Je suspends la cure, un jour, puis la diminue, craignant d'exaspérer la vessie d'un névropathe. Je vois le malade, chaque jour, à mon cabinet ; il se plaint de démangeaisons violentes au méat, de cuisson, dans le canal. Je lui annonce, sans le convaincre, qu'un calcul a migré de son rein dans sa vessie et qu'il faut en provoquer l'expulsion.

Prescription : 2 verres de 200 gr. à jeun — avec une cuillerée à café d'uraseptine dans le 1er verre.

L'après-midi — 2 verres de 150 gr., toujours à la source des Dames.

Le 14 septembre, vingtième jour de la cure, je suis appelé, pendant ma consultation du matin, à la chambre du malade, où je ne puis me rendre qu'à dix heures. Il me raconte que, dans son bain du matin, il a éprouvé d'intolérables douleurs, sur tout le trajet du canal ; qu'il a rosi un peu l'eau, qu'il sent, enfin, au niveau de l'urèthre antérieur, un corps étranger, qui tente de passer.

Je palpe la région indiquée, je constate nettement la présence d'un corps dur, irrégulier, de la forme et du volume approximatifs d'un noyau de datte, expulsé, quelques instants après, par le malade, et spontanément.

L'aspect, la forme de ce calcul sont tellement spéciaux et éloignés des nombreux que j'ai observés ou possédés depuis une pratique de seize ans à la station, que je songeai à le faire reproduire par la photographie, avant de le soumettre à une analyse, qui en altèrerait forcément l'intégrité. Les épreuves que je vous soumets, ne reproduisent qu'imparfaitement la physionomie du néphrolite. J'ai tenté, alors, d'en obtenir le dessin coloré ; il n'en est pas encore la reproduction exacte.

Je vous présente donc le corps du délit, désintégré par l'analyse, mais dont vous pouvez encore constater la constitution originale à la loupe. Vous vous rendrez compte que deux parties très distinctes le composent, qu'elles sont de coloris différent ; une première, la plus importante, granulée, mûriforme, jaunâtre, qui me fit songer, de suite, à un calcul oxalique ; une seconde, constituée par de nombreux cristaux très aigus, très réguliers, véritables lames de poi gnard, ayant, à l'émission, une couleur blanche, nacrée, qui

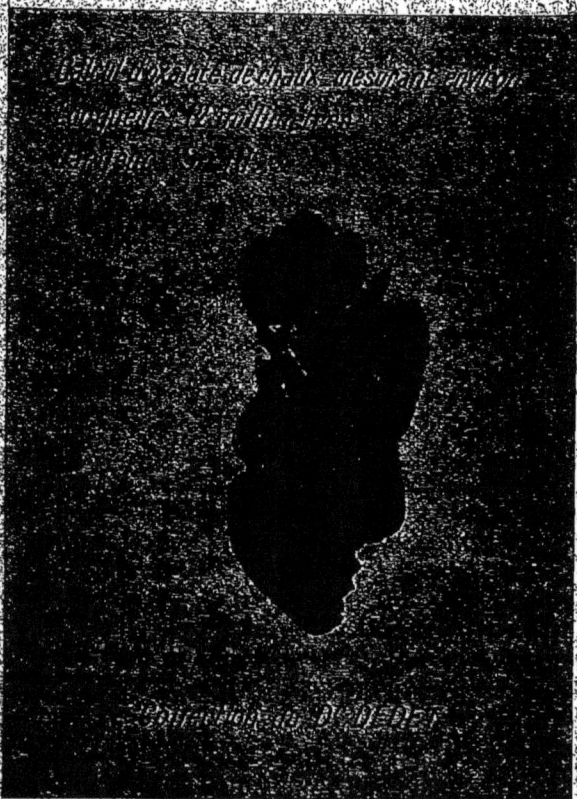

s'est altérée depuis. Cette seconde partie du calcul me fit croire à la non homogénéité de sa constitution chimique ; je pensais qu'à côté de l'oxalate de chaux pouvait être adjoint un corps nouveau (Phosphate carbonate arate) les calculs d'oxalate de chaux pur étant excessivement rares. J'avais songé, un instant, à faire déterminer, par le goniomètre, le genre de cristallisation, pour en déterminer la nature. M. Grimbert, professeur à l'Ecole Supérieure de Pharmacie, m'en déclara l'impossibilité et me donna rendez-vous à son laboratoire, pour l'analyse. Il eut la gracieuseté de la faire devant moi ; il constata que la constitution était homogène, qu'il s'agissait d'un calcul d'oxalate de chaux pur.

Je lui témoigne ici ma reconnaissance et pour son obligeance aimable et pour ce qu'il m'a appris.

J'ai revu, avec le Docteur André, le malade, depuis la saison. Il a engraissé, repris part à la vie commune, souffrant néanmoins, de temps à autre, de son rein gauche exclusivement. Ce n'est pas un malade guéri, mais très soulagé, il s'est fait à l'idée de cures nouvelles.

Ce n'est pas une hypothèse hasardée, celle de penser que les aiguilles cristallines de ce calcul d'oxalate ont pu, à diverses reprises et dans des proportions différentes, produire de véritables traumatismes de la région rénale ; que joints aux poussées lithiasiques congestives, ils ont déterminé la crise de pyélo-néphrite aiguë, constatée de juin à fin juillet.

N'est-il pas à retenir que la cure de diurèse seule a éclairé le diagnostic, en 1907, qu'elle a provoqué seule, en 1910, l'expulsion calculeuse ?

N'est-ce pas une observation nouvelle à ajouter aux si nombreuses, citées par tous les spécialistes aux eaux minérales, de l'élimination longue, lente, difficile, des calculs d'oxalate de chaux et comme j'en ai cité un original exemple au Congrès de Grenoble, en 1902 (1).

A l'exclusion de toutes les médications, et surtout avant toute intervention sanglante, la cure de choix, dans la pyélo-néphrite calculeuse, est le traitement de la cause locale, c'est-à-dire la cure hydro-minérale par les eaux minérales alcalines faibles, à base de chaux. L'action anti-catarrhale

---

(1) Congrès International d'Hydrologie, 1902, Grenoble. *Contribution à l'étude de l'oxalurie.*

de ces eaux (type Marligny) s'exerce surtout à combattre les phénomènes d'irritation produits par les angles si multiples et si variés des calculs oxaliques. On peut encore attribuer leur efficacité incontestée, si fréquemment justifiée par la clinique, à l'abaissement en partie de l'acidité du contenu intestinal et partant la diminution de la résorption des oxalates.

Enfin, la balnéation chaude, par les eaux alcalino-terreuses de la source Savonneuse, est un adjuvant important de la cure de boisson.

Je termine, en disant : c'est rendre service aux malades et aux médecins que signaler des cas analogues, qui ont évité bon nombre de fois et peuvent éviter l'intervention chirurgicale. Enfin, s'il est des médicaments à mode, à vogue, à action passagère, le médicament « Eau minérale » dans nos stations françaises, est constant, spécial, immuable.

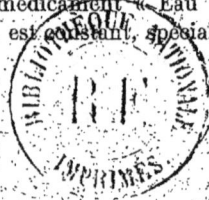

Issoudun. — Imprimerie GAIGNAULT, 15, rue Victor-Hugo.

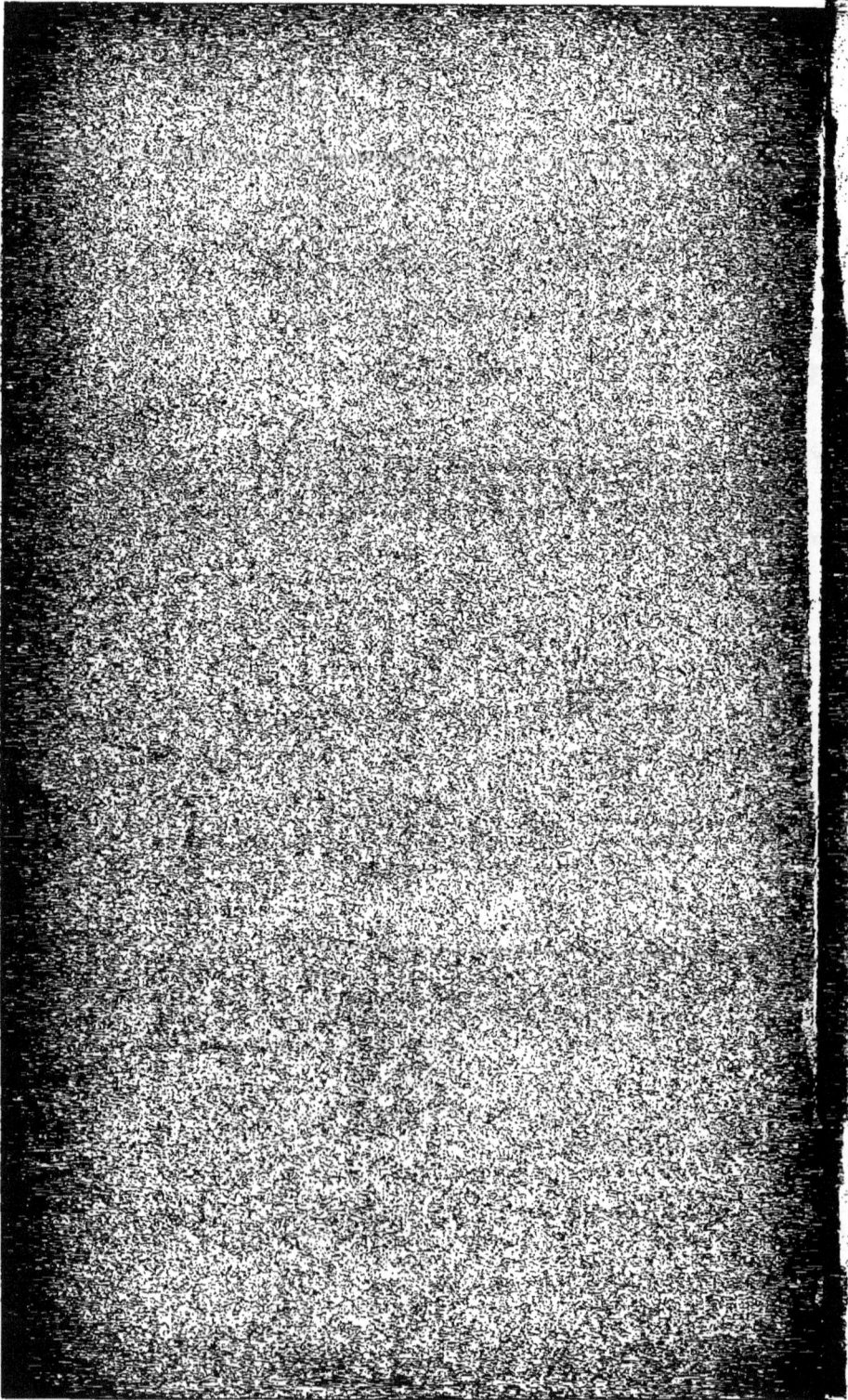

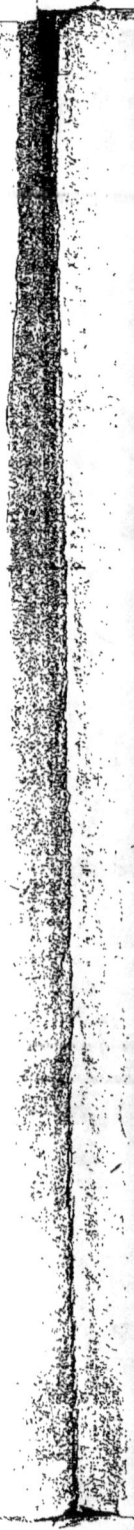

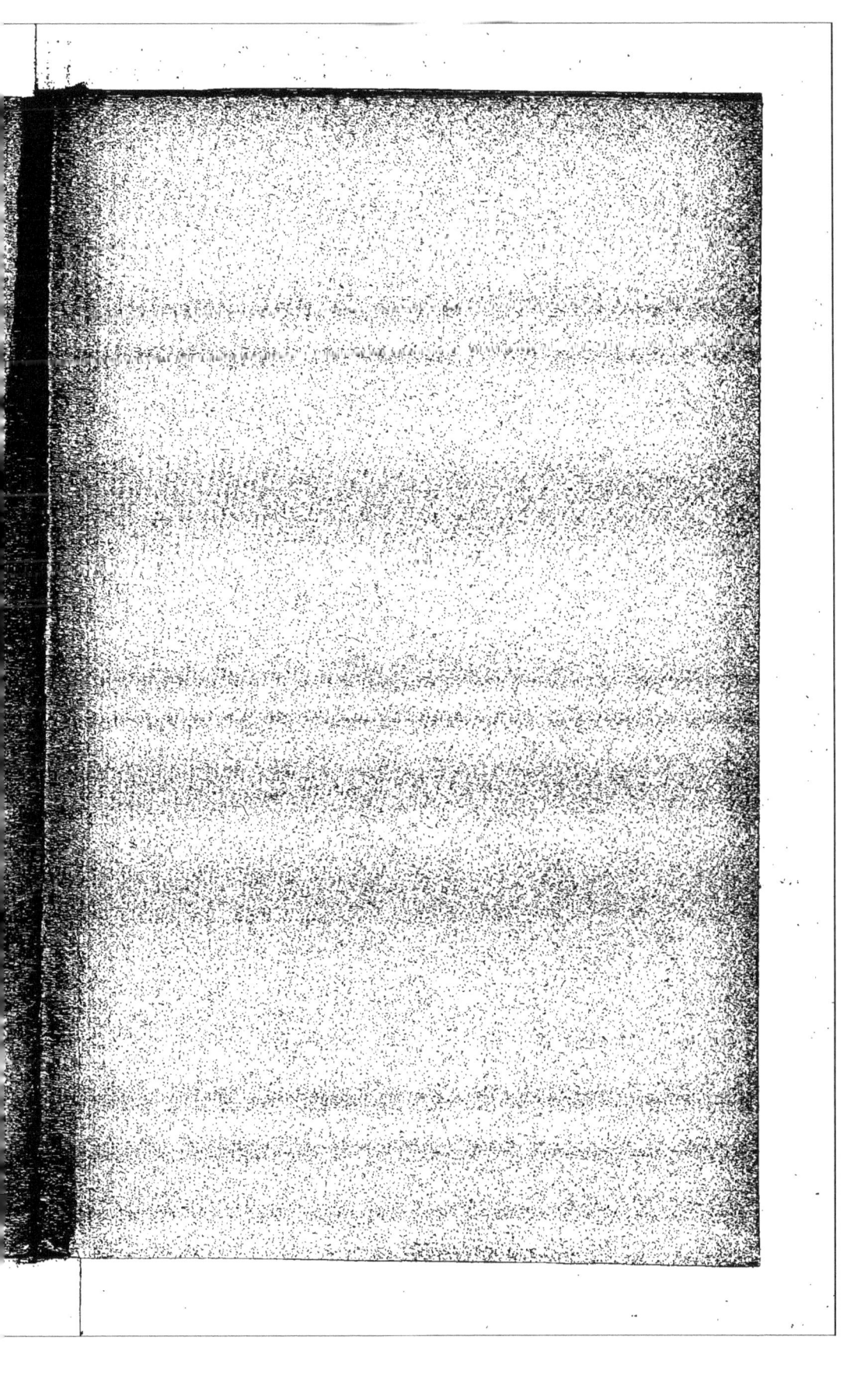